LA

NEURASTHÉNIE

ET

SON TRAITEMENT

DU MÊME AUTEUR

Les Habitués des prisons de Paris. — In-8°, avec nombreuses figures et planches. (Préface du Dr Lacassagne, de Lyon.) . . . . 10 fr. »

L'Amour morbide. — In-12. 3e édition. . . 4 fr. »

Les Suggestions criminelles. — In-8°, avec portraits . . . . 2 fr. 50

L'Anthropologie criminelle. — In-8°, avec portraits. 2e édition. . . . . 5 fr. »

L'Année criminelle, 1891. — In-12, avec portraits et préface de G. Tarde. 2e édition . . . . . 3 fr. 50

L'Année criminelle, 1892. — Avec portraits et préface de Garraud . . . . 3 fr. 50

Les Maladies des prisonniers. — In-8°, avec planches . . . . 4 fr. »

Le Nicotinisme. — In-12, avec planches. (Couronné par la Société contre l'abus du tabac.) Traduit en espagnol . . . . 3 fr. 50

Guide pratique pour le traitement des névroses. — In-16, cartonné à l'anglaise . . . . 3 fr. »

La Médecine des âmes. — In-32, avec élégante reliure de luxe. . . . . 2 fr. 50

Les Bisexués. — In-8, avec planches . . . 5 fr. »

Psychopathia sexualis, du Pr R. von Krafft-Ebing, de Vienne. Traduction française en collaboration avec M. Sigismond-Csapó.

Traité pratique de médecine. — 6 gros vol. in-8°. En collaboration avec M. Samuel.Bernheim.

ÉVREUX, IMPRIMERIE DE CHARLES HÉRISSEY

Dr ÉMILE LAURENT

LA
NEURASTHÉNIE
ET
SON TRAITEMENT

VADE-MECUM DU MÉDECIN PRATICIEN

PARIS

A. MALOINE, ÉDITEUR

91, BOULEVARD SAINT-GERMAIN, 91

1895

AVANT-PROPOS

La neurasthénie n'est pas une maladie
nouvelle. C'est le fruit de toutes les civi-
lisations avancées où le surmenage devient
presque une nécessité pour ceux qui sont
obligés de faire la lutte pour la vie. Mais
sa description est nouvelle.

Il n'y a que peu d'années qu'on a
réussi à l'isoler et à la délimiter, comme
entité morbide précise, et par suite à la
traiter convenablement et surtout ration-
nellement.

Ce petit livre n'est qu'un résumé suc-
cinct de la question. J'ai exposé d'une
façon aussi complète et aussi précise que

possible les causes et les symptômes de cette maladie aux formes si complexes et si variées.

Par contre, j'ai traité en détail et avec un soin particulier la question du traitement. J'ai voulu avant tout être pratique et fournir aux médecins tous les renseignements qui pourraient leur être utiles dans la thérapeutique si difficile et si délicate de cette affection. A côté d'indications générales, je n'ai pas hésité à donner un grand nombre de formules empruntées à ma pratique personnelle ou à celle d'autres confrères spécialistes. J'espère éviter ainsi aux praticiens des recherches quelquefois difficiles.

En un mot, je suis praticien, j'ai écrit en praticien et pour les praticiens.

ÉMILE LAURENT.

Paris, décembre 1891.

LA NEURASTHÉNIE

ET

SON TRAITEMENT

CHAPITRE PREMIER

HISTORIQUE ET DÉFINITION

I

Selon Mathieu, la neurasthénie est un état de faiblesse irritable du système nerveux indépendant d'une lésion, d'un trouble de la nutrition, d'une auto-intoxication dont on puisse dès maintenant indiquer la nature. C'est, en somme, un ensemble de troubles résultant de l'épuisement de la cellule nerveuse.

II

Les neurasthéniques, comme les épileptiques, semblent avoir existé de tout temps. Selon certains auteurs, cet excellent Hippo-

crate, à qui on a fait voir tant de choses, en
aurait vu. Pendant longtemps la neurasthénie fut englobée dans ce qu'on appelait le
nervosisme ou l'état névropathique.

III

Beard est le premier auteur dont les pu-
blications scientifiques frappent l'attention
du monde savant, et son traité pratique
sur l'épuisement nerveux peut être consi-
déré, ainsi que le dit Mathieu, comme la
bible de la neurasthénie. Huchard en France
est le seul à en donner une description
didactique. Weir Mitchell, en Amérique,
Ziemssen, en Allemagne, s'occupent de
l'affection au point de vue du traitement
et de la symptomatologie. Enfin, l'inter-
vention de Charcot est décisive dans l'his-
toire de la neurasthénie. Il applique à l'étude
du syndrome, vague et un peu diffus de
Beard, la méthode rigoureuse et scientifique
qui l'a guidé dans ses recherches sur l'hys-
térie. Il marque les caractères saillants,
les traits distinctifs et spécifiques de la maladie ; il en précise les signes pathogno-

moniques, les stigmates ; il en décrit les formes et consacre, par l'autorité de son enseignement, l'existence de cette entité pathologique. Les ouvrages qui ont suivi ne sont que le reflet des doctrines du médecin de la Salpêtrière, par exemple celui de Levillain ; citons encore les livres ou les travaux de P. Blocq, de Mathieu, de Bouveret de Lyon, etc.

CHAPITRE II

I

Parmi les causes de la neurasthénie, il faut d'abord ranger l'hérédité. « La neuras-thénie, dit Levillain, est la seule de toutes les grandes névroses connues qui puisse se développer et s'acquérir de toutes pièces, accidentellement, en dehors de l'hérédité. Non pas que l'hérédité ne joue aucun rôle dans l'affaire : elle est là, comme dans toute la neuropathologie, un facteur très actif, quand elle intervient; elle prédispose d'abord les descendants de nerveux à devenir neurasthéniques beaucoup plus vite et beau-coup plus facilement sous l'influence des moindres causes; elle communique en outre assez souvent aux accidents neurasthéniques un cachet et une allure particulière, qui

tantôt compliquent simplement la neurasthénie commune d'accidents surajoutés plus
ou moins graves, tantôt déterminent une
forme très spéciale dite neurasthénie héréditaire. » Tel est le rôle étiologique de l'hérédité dans le développement de cette névrose.

II

Il faut en outre citer les fatigues intellectuelles et particulièrement les fatigues
intellectuelles précoces des premiers âges,
ce qu'on est convenu d'appeler le surmenage
scolaire. Les émotions morales vives et pro-
longées, et particulièrement les émotions
dites dépressives (peur, chagrins); les excès
de toute sorte, excès de table, excès de
travail intellectuel ou musculaire, et surtout excès génitaux, les traumatismes; les
maladies aiguës ou chroniques peuvent
devenir des causes très actives de neurasthénie.

III

Les excitants, comme le thé, l'alcool,
le café, le tabac, la morphine, l'éther mé-
ritent une mention particulière. Car, à me-

sure que les hommes se civilisent, leurs besoins augmentent ; non seulement ils satisfont, souvent avec excès, leurs appétits naturels, mais encore ils s'en créent de nouveaux, qui, par l'habitude, deviennent plus impérieux, plus puissants que les besoins normaux. Je ne dirai pas à quelles aberrations, dans la sphère sexuelle, la luxure entraîne les peuples civilisés. L'alcoolisme, le nicotinisme, le caféisme, le théisme, le chloralisme, l'éthérisme et le morphinisme sont des maladies, ou mieux des psychoses que nous devons à notre recherche des excitations anormales et exagérées : ivresse, surexcitation psychique et nerveuse, économie de la douleur. Et ces moyens que nous employons pour ranimer nos sens épuisés, réveiller notre système cérébro-spinal fatigué, fouetter en quelque sorte nos sensations languissantes, cette recherche passionnée du suraigu, constituent certainement les facteurs les plus puissants de la dégénérescence qui anémie notre race et la tuera, comme les excès de toutes sortes ont tué les vieilles races latines. Ce sont en même temps des causes puissantes d'épuisement nerveux, et partant de neurasthénie.

IV

La neurasthénie se montre surtout entre vingt et cinquante ans ; elle frappe les deux sexes, mais principalement le sexe féminin. Elle frappe de préférence ceux qui se livrent aux travaux intellectuels, mais aucune profession n'en est à l'abri, et les ouvriers peuvent en être atteints comme les gens aisés. La race juive et la race slave offriraient une prédisposition particulière.

V

Le milieu et l'éducation aident puissamment au développement de la névrose. On exagère chez les enfants les passions affectives, la tendance au mysticisme, l'amour du merveilleux, au lieu de fortifier les deux facultés maîtresses : la volonté, le jugement. On crée une impressionnabilité excessive, une sensiblerie malsaine, au lieu de forger un tempérament robuste et bien équilibré. Ces sujets, dont l'éducation morale est viciée de bonne heure, dont les sens sont constamment en éveil à la recherche d'une excitation, dont la cellule nerveuse est en état de vibration permanente, sont des candidats à la neurasthénie, pour peu qu'il s'y joigne les difficultés de la lutte pour la vie et la prédisposition héréditaire arthritique ou nerveuse. Le milieu urbain favorise ce développement parce que dans les villes se trouvent accumulées toutes les causes de surmenage physique et cérébral.

CHAPITRE III

NATURE ET PATHOGÉNIE DE LA NEURASTHÉNIE

I

On a émis plusieurs théories; mais en somme nous ne savons rien de précis sur la nature de cette névrose.

Pour Bouchard, l'estomac se laisse dilater, en vertu d'une prédisposition originelle ; alors des produits toxiques solubles, analogues aux ptomaïnes, se forment, qui, une fois absorbés, déterminent les différents symptômes de la maladie. C'est la théorie de l'auto-intoxication avec dilatation stomacale.

II

Pour d'autres auteurs (Broussais et Beau, Hayem et Winter), le mauvais fonctionnement du tube digestif et surtout de l'estomac amènerait un trouble permanent de la nutrition et engendrerait à la longue les phénomènes névropathiques. Leven admet une perturbation dans les actions réflexes abdominales.

III

Glénard, de Lyon, a eu le mérite de trouver une conception nouvelle, les ptoses viscérales. Cette vue vraiment originale repose sur un fait anatomique, la chute ou la descente de la plupart des organes de l'abdomen, intestins, estomac, rein, etc. En raison de l'amaigrissement, de la faiblesse des liens de suspension ou de la paroi abdominale, les viscères tiraillent sur leurs points d'attache, se déplacent et donnent lieu à un état névropathique particulier qui se rapproche tout à fait de la neurasthénie, s'il ne représente pas une forme spéciale de cette affection.

IV

Quelques auteurs admettent l'origine génitale de l'épuisement nerveux. Le professeur Charcot, après avoir combattu ces diverses théories, en propose une autre qui tend à réunir la majorité des cliniciens. Pour lui, la neurasthénie est un trouble spécial du système nerveux, résultant de l'hérédité, mais pouvant exister sans prédisposition aucune et inaugurant la série morbide de la famille névropathique et de la dégénérescence mentale.

CHAPITRE IV

SYMPTOMES DE LA NEURASTHÉNIE

I. — SYMPTÔMES ESSENTIELS OU STIGMATES

I

Un des symptômes les plus fréquents et les plus caractéristiques en même temps que des plus pénibles est la céphalée neurasthénique. Les malades éprouvent la sensation d'une sorte de casque lourd et étroit qui leur serre la tête, surtout en arrière (casque neurasthénique). Ils se plaignent d'un étau circulaire, d'un cercle de fer, d'un bandeau de métal, d'une bague énorme, d'une calotte de plomb qui leur enserre douloureusement la tête. C'est une sensation extrêmement pénible que nous avons tous éprouvée passagèrement aux heures de fatigue et de surmenage. Quelquefois la céphalée n'enserre plus comme un casque : elle peut former une plaque occipitale ou bien une plaque frontale douloureuse.

Enfin la céphalée des neurasthéniques peut se localiser à un seul côté de la tête (casques dimidés, hémicranie, hémineurasthénie). Cette céphalée est généralement diurne et cesse pendant la nuit. Le repos ou l'alimentation la calment, tandis que la moindre tentative de travail intellectuel l'exaspère. En somme, il est rare qu'elle soit continue. Elle se complique très fréquemment d'une sensibilité exagérée du cuir chevelu. C'est un mal aux cheveux permanent, tout à fait analogue au mal aux cheveux consécutif à une « cuite », qui a provoqué un épuisement nerveux momentané.

II

Le second symptôme neurasthénique important est l'insomnie, ou mieux les troubles du sommeil.

Ils s'observent dans les formes de la maladie causée par des excès de travail ou des chagrins profonds. Souvent le malade s'endort, mais le sommeil est rempli de visions pénibles, de cauchemars, de rêves fatigants ; parfois le sommeil persiste deux ou trois heures, puis le réveil se produit et il est impossible au malade de se rendormir. En somme, le repos de la nuit n'existe plus ; il est remplacé par une sorte de somnolence tantôt nocturne, tantôt diurne d'où le malade sort accablé.

III

La rachialgie ou hyperesthésie spinale est caractérisée par un endolorissement de la colonne vertébrale et des téguments qui la recouvrent. La pression est douloureuse au niveau des apophyses épineuses. Deux points surtout signalés par Charcot sont particulièrement fréquents : l'un, *plaque cervicale*, occupe la région supérieure de l'axe vertébral ; l'autre, *plaque sacrée*, occupe la région sacrée. Beard a noté la *coccydinie*. D'autres fois, les malades se plaignent d'une sensation de brûlure, de picotement, de fourmillement, de courbature. La rachialgie est plus fréquente chez la femme ;

elle s'exagère au moment de la période menstruelle. Cette douleur rachialgique n'est autre que l'irritation spinale dont quelques pathologistes ont voulu faire une affection de la moelle ; l'irritation spinale est une manifestation de l'épuisement nerveux.

IV

En dehors de ces troubles vraiment caractéristiques, il existe un anéantissement profond. Toute énergie musculaire a sombré (amyosthénie). La moindre fatigue, le moindre effort est suivi d'accablement. Dès le lendemain, au lever, se montre cette inaptitude à tout exercice physique. La marche est difficile, les malades redoutent tout mouvement, ne peuvent rester quelquefois debout que pendant quelques instants et regagnent rapidement leur lit ou s'étendent sur une chaise longue où ils restent allongés toute la journée. Ils se condamnent ainsi pendant des semaines et des mois à la réclusion pour le plus grand dommage de leur santé. Ils s'interdisent tout déplacement pour ne pas augmenter leur lassitude. Cet état de fai-

blesse, où l'imagination a une grande part,
est en quelque sorte entretenu par la com-
misération de l'entourage, qui s'apitoie sur
le malheureux sort du malade. Ce qui prouve
l'influence psychique, c'est que souvent ces
malades sont capables d'un grand effort et
d'une réelle énergie en présence d'un acci-
dent, d'un danger imminent. Fait remarquable et presque constant dans cette affection : la fatigue musculaire ne disparaît pas
par le repos de la nuit, les malades sont
plus affaissés, plus alourdis le matin que le
soir.

V

La dyspepsie neurasthénique n'est pas
une entité spéciale. Toutes les formes de la
dyspepsie se rencontrent dans la neurasthénie et aucune n'en dépend d'une façon
exclusive.

Mathieu distingue trois formes de dyspepsie
nerveuse.

La forme la plus fréquente est la dyspepsie nervo-motrice avec ou sans hypochlor-
hydrie. Elle peut aboutir en dernier terme

à la dilatation de l'estomac avec stase et fermentation et, en conséquence, hyperacidité organique.

L'appétit est conservé dans les formes les plus légères, le repas paraît même réconforter le malade. Seulement, une demi-heure après, la douleur apparaît au creux épigastrique, s'accompagne de malaise général, de renvois, de ballonnement, d'aigreur, etc., et tout disparaît au bout de trois à quatre heures pour se reproduire après le repas suivant. Fait bien observé par Mathieu, c'est que l'estomac ainsi distendu s'élève dans le thorax et ne s'abaisse pas comme dans la dilatation. Il refoule le cœur et le poumon, d'où la dyspnée, les palpitations et même les irrégularités du pouls.

Malgré ces phénomènes, et tant que la maladie n'a pas dépassé la phase symptomatique tracée plus haut, l'examen chimique du contenu stomacal au moyen du repas d'épreuve ne permet pas de constater de troubles notables dans les fonctions de l'estomac. L'évacuation du contenu se fait dans les limites physiologiques, les acides, la pepsine sont produits en quantité normale ou à peu près.

L'intestin est intéressé dans la majorité des cas, il y a de la constipation avec selles glaireuses. De temps à autre, il survient des débâcles diarrhéiques.

Dans les formes plus graves, la langue est chargée, sale, l'haleine mauvaise, l'appétit est perdu. Il y a de la douleur au creux épigastrique, des brûlures, des régurgitations acides. L'amaigrissement se prononce de plus en plus. Trois à quatre heures après le repas surviennent des douleurs intestinales qui siègent sur le trajet du côlon et qui gênent, voire même empêchent le sommeil. Les malades refusent de s'alimenter à cause de ces douleurs, il y a une déchéance organique complète. Dans ce cas, l'abaissement du taux normal de l'acide chlorhydrique libre ou combiné est très évident. Et cependant Mathieu n'attribue pas à cette diminution la gravité plus ou moins grande de la dyspepsie. Pour lui, c'est l'élément nervo-moteur qui joue le rôle principal. Si l'atonie est totale, il y a stase, fermentations anormales : ces symptômes caractérisent pour Mathieu une catégorie de faits spéciaux de dyspepsie qui correspondent à la dilatation de l'estomac telle que l'a décrite Bouchard.

Entre cette dernière variété et la première il y a une gradation ininterrompue.

L'hyperchlorhydrie peut exister dans la dyspepsie neurasthénique et Mathieu cite un fait de ce genre.

La stase permanente hypochlorhydrique avec ou sans hyperacidité organique est la dilatation de l'estomac telle que Bouchard l'a fait connaître. Bouchard la croit très fréquente. Mathieu, au contraire, la croit très rare. On trouve dans ces cas des douleurs d'estomac très marquées, une acidité supérieure à la normale due aux acides de fermentation, peu d'acide chlorhydrique libre ou combiné, peu de peptones et des vomissements de matières ayant séjourné longtemps dans l'estomac. En somme, à une extrême limite, ces cas se confondent avec les dilatations relevant d'un rétrécissement pylorique ou de la gastrite. Impossible, dit Mathieu, de faire à la neurasthénie la part qui lui appartient dans la genèse de cette grande dilatation stomacale.

VI

Les troubles génitaux dans les deux

sexes revêtent une importance considérable en raison de l'affaiblissement qu'ils produisent et des préoccupations morales qu'ils font naître. Au début, il peut exister une hyperexcitabilité accusée du sens génital, une sorte de priapisme permettant des rapports fréquents et répétés. Cette vigueur passagère et d'ailleurs inconstante n'est que le prélude de la diminution de la puissance génitale qu'elle prépare et accentue. En effet, au bout d'un temps variable, les érections deviennent rares, incomplètes, l'éjaculation se produit avec rapidité, presque au moment de l'intromission. D'autres fois, l'acte sexuel ne peut s'accomplir, l'érection est insuffisante et ne persiste pas le temps voulu. Enfin la nuit est marquée par des pollutions ; une véritable spermatorrhée peut s'établir, cause de fatigue pour l'organisme et de désespoir pour le malade.

L'impuissance sexuelle chez la femme ne se présente pas au même degré et pour des raisons différentes. Néanmoins, il existe chez beaucoup d'entre elles une répugnance véritable à subir toute approche ; on observe plus fréquemment la dysménorrhée, des crises douloureuses du côté des annexes, des pertes blanches abondantes.

VII

A ces troubles multiples de la sphère organique et de la vie de relation se joint un état mental particulier résultant lui-même de la déchéance fonctionnelle du système nerveux. Les facultés intellectuelles sont moins vives, amoindries, paresseuses. Ici encore ce sont les phénomènes de dépression qui dominent. La mémoire est diminuée et particulièrement la mémoire des faits récents.

Les malades sont abattus, désespérés, en proie à une tristesse morale profonde. Ils veulent et ne veulent pas, et recommencent cent fois la même chose, la volonté a disparu, il y a une sorte d'aboulie complète.

Ils sont irrités, moroses, toujours dans l'inquiétude et l'agitation, le caractère est irascible. Les mille petits embarras de la vie ordinaire surexcitent leur impressionnabilité ; l'angoisse, l'anxiété semblent les tourmenter sans cesse. Veulent-ils se livrer à leurs travaux, leur intelligence est incapable d'application, leur attention ne peut se soutenir et leur céphalée augmente. Cette impuissance les décourage. C'est à peine si les exhortations du médecin peuvent pour quelques instants relever leur état moral; ils retombent très vite dans leur désespérance première.

Beaucoup de personnes, les orateurs, les professeurs sont obligés de renoncer à leur carrière. L'esprit ne peut suivre un raisonnement ni s'appliquer à une démonstration; un financier, un commerçant commettent des erreurs de chiffres, ne peuvent plus exercer aucune surveillance sur leurs affaires, sont incapables de prendre une décision. Quelques-uns demandent au tabac, à l'alcool et à la morphine le degré d'excitation, de stimulation cérébrale qui leur manque, comme le fait observer Ziemssen. En résumé, effondrement de l'énergie morale, perte de la volition, diminution de l'activité cérébrale dans tous ses modes, tels sont les signes principaux de la dépression mentale du neurasthénique.

VIII

Le *facies* et l'*habitus* des neurasthéniques ne sont pas moins caractéristiques.

On rencontre deux types de neurasthéniques, entre lesquels il existe une foule d'intermédiaires. Le premier type affecte la forme dépressive : le visage est pâle, l'œil alangui, le regard vague, les traits tirés ; tout lui paraît sombre et triste dans la vie ; il va seul, sourit rarement, parle peu et sa parole est lente, traînante. Il a toujours froid, est constamment fatigué, rompu, brisé. Si on l'interroge, il répond qu'il est faible, qu'il a mal partout et plus spécialement à la tête, à l'estomac, etc. (Bouveret.)

Le second type diffère sensiblement du premier. Le malade a de l'embonpoint, de la gaieté, de la vivacité, quelquefois il engraisse alors que ses symptômes nerveux s'aggravent. Au regard de ses amis et de ses parents, il passe pour un malade imaginaire. Les médecins eux-mêmes s'y trompent et Beard raconte qu'un médecin venu pour le voir lui fit cette remarque en traversant sa salle d'attente : tous vos malades sont des géants. Et cependant un homme peut être doué de la plus robuste constitution et présenter des signes d'épuisement nerveux très accentués.

Il nous reste à parler du neurasthénique ennuyeux, de l'homme aux petits papiers, comme disait Charcot. Celui-là écrit ce qu'il éprouve, le note de peur d'oublier le moindre détail; il insiste avec une minutie mesquine sur ses plus légers malaises ; il délaye, dans de longs mémoires, toutes ses sensations. Cette façon d'agir témoigne d'un état mental particulier, le malade est un inquiet, il se défie de sa mémoire, il craint d'oublier un fait important dont puisse dépendre sa guérison. La plupart de ces longs récits sont diffus, incohérents et trahissent souvent un affaiblissement intellectuel véritable.

II. — SYMPTÔMES SECONDAIRES OU ACCESSOIRES

I

Les vertiges sont fréquents dans la neurasthénie : tantôt c'est un simple étourdissement, tantôt c'est un véritable accès de

vertige plus ou moins intense, tantôt un
état vertigineux permanent.

II

Du côté des sens spéciaux, on note de
l'asthénie palpébrale, de la dilatation ou de
l'inégalité pupillaire, des alternatives de
mydriase et de myosis, une sorte d'asthé-
nopie neurasthénique ou mieux une sorte
d'hyperesthésie de la rétine qui lui a fait
donner le nom d'œil irritable, excitabilité
anormale et souvent douloureuse de l'ouïe,
bourdonnements d'oreilles, des troubles divers du goût et de l'odorat avec fausses sensations subjectives.

III

Du côté de la sensibilité générale, on note
des hyperesthésies de la peau, des sensations de fourmillement, de picotement, de
brûlure, de prurit, d'engourdissement, sensations de brûlure dans les pieds (podalgie),
une sensibilité anormale très pénible des

dents et des gencives, de l'hyperesthésie du sens thermique et du sens dit météorologique. Cette sensibilité spéciale aux variations météorologiques de l'atmosphère transforme ces malades en véritables baromètres. Beard dit : « Le ciel peut encore être clair, alors que l'état nerveux de ces malades est déjà troublé. »

Les troubles de la sensibilité profonde sont également fréquents: courbature musculaire, douleurs rhumatoïdes articulaires. De même les troubles de la sensibilité des troncs nerveux : douleurs à la pression, névralgies plus ou moins généralisées.

IV

Parmi les troubles de la motilité, Beard a signalé, en dehors des troubles d'amyosthénie générale, la voix atone due à une sorte de paresse et de faiblesse de l'articulation des mots, des impotences fonctionnelles plus ou moins localisées, d'ordre parétique, et pouvant, dans certains cas, aller jusqu'à une paralysie temporaire, mais seulement apparente en réalité.

V

Les troubles de la circulation générale présentent quelques phénomènes intéressants que nous allons relater d'après l'ouvrage de Bouveret.

Les palpitations sont très fréquentes, se produisent à la suite de la moindre fatigue, de la plus légère émotion, de troubles digestifs ou génitaux, etc. Elles sont sans gravité et témoignent simplement soit d'une excitation anormale des nerfs accélérateurs, soit plutôt d'un état d'asthénie des centres modérateurs du cœur.

Bouveret, à l'encontre de Mathieu, fait rentrer dans le cadre des accidents neurasthéniques la tachycardie permanente. Le pouls atteint 120 pulsations par minute et davantage ; il est généralement faible et petit, tandis que l'impulsion précordiale est énergique et que les battements des carotides et des sous-clavières sont exagérés.

Bouveret admet deux formes de tachycardie, une bénigne et une grave qui se termine habituellement par la mort. Il peut exister, d'après lui, en dehors de toute altération organique, des troubles profonds de l'innervation cardiaque aboutissant au dénouement fatal. Mathieu n'admet pas cette théorie, comme nous l'avons dit plus haut, et croit à une association des deux maladies.

L'angine de poitrine est encore une des manifestations fréquentes de la maladie de Beard. Huchard et Landouzy, P. Marie ont reconnu la nature de ces angines de poitrine névropathiques, indépendantes de la sténose des coronaires. Tantôt l'angine consiste en une névralgie du plexus cardiaque, tantôt elle revêt la forme vaso-motrice et se caractérise par l'intensité des troubles vaso-moteurs.

En voici les symptômes principaux : prodromes assez longtemps avant la crise, marqués par un sentiment d'oppression, de l'engourdissement du côté gauche, de la douleur dans la région précordiale, de la toux, de l'irritabilité. L'accès éclate ensuite plusieurs heures ou même une journée entière après ce prélude : c'est alors la sensation de serrement, de mort imminente avec irradiation dans l'épaule gauche, le bras gauche et les deux derniers doigts de la main, la pâleur de la face, la petitesse du pouls et la faiblesse des contractions cardiaques. Les pupilles se resserrent, l'agitation est extrême, le malade croit qu'il va mourir. Tout se dissipe au bout de quelques minutes. Telle est l'attaque type. Le plus souvent on a affaire à des formes atténuées ou incomplètes. La fin de l'accès est marquée par un tremblement de tout le corps, un véritable frisson qui dure une demi-heure et qui est très pénible pour le malade. L'accès névropathique diffère de l'accès légitime d'angine de poitrine vraie par l'absence de cause occasionnelle, effort, marche, la durée des prodromes, l'agitation plus marquée du patient, la moindre intensité de l'angoisse précordiale, la présence constante de troubles vaso-moteurs, la répétition et la longue durée de l'attaque, la bénignité de l'affection.

Le pouls est également très impressionnable ; il augmente de fréquence à la suite de la moindre excitation. Il peut être ralenti, il peut y avoir de l'arythmie, comme Ziemssen en a rapporté un exemple.

Les troubles vaso-moteurs périphériques sont aussi très accentués chez la plupart des neurasthéniques. Presque tous ont les extrémités froides. Presque tous sont sensibles à l'excès au refroidissement de la température. Beaucoup se plaignent de sensations de chaleur ou de froid locales ou générales. Les perturbations vaso-motrices sont quelquefois poussées jusqu'à l'œdème et quelques femmes ont les mains et les pieds enflés. Ces phénomènes joints aux palpitations font croire aux malades qu'ils sont atteints d'une affection cardiaque grave. Ces modifications circulatoires ont certainement une répercussion dans les viscères et quelques auteurs attribuent le vertige à des congestions se produisant dans certaines régions de l'encéphale.

VI

Les troubles secondaires que l'on note du côté du tube digestif seraient dus à la production des splanchnoptoses de Glénard par suite d'une parésie considérable de tout le système musculaire abdominal. Cette forme gastéro-entéroptosique de la neurasthénie est heureusement rare et ne se rencontre que dans les formes tout à fait graves et seulement aux dernières périodes.

VII

Les troubles des sécrétions et de la nutrition générale consistent en sécheresse de la peau, particulièrement aux mains et aux oreilles, en sueurs exagérées ou hyperhydroses, dans la chute de la barbe et des cheveux qui deviennent secs et cassants, dans la carie des dents. Du côté des muqueuses, les troubles sécrétoires consistent en albuminurie, en glycosurie, en uraturie, tous phénomènes ordinairement transitoires.

VIII

Du côté de l'intelligence, Beard a noté des idiosyncrasies neurasthéniques consistant en une susceptibilité toute particulière pour certains médicaments, comme alcool, opium, thé, café, tabac. Le malade a pour les narcotiques et les stimulants un appétit d'autant plus vif et plus immodéré qu'il les supporte moins. Mais cette soif morbide des excitants ou mieux des poisons excitants, n'est pas spéciale aux neurasthéniques.

Presque tous les nerveux, tous les névrosés, tous les vésaniques y sont plus ou moins sujets.

Quant à ces états d'anxiété qu'on a décrits sous le nom de phobies, ils sont plus particuliers aux neurasthéniques. Pourtant, comme l'a fort bien noté Gélineau, tous les angoissés, tous les anxieux, tous les phobiques ne sont pas des neurasthéniques. Il y a des phobies essentielles, indépendantes de la neurasthénie. Du reste, Levillain reconnaît que les phobies sont surtout des symptômes de complication dans la neurasthénie. « Les véritables phobies neurasthéniques, dit-il, consistent plutôt en une certaine indécision, en une sorte d'aboulie ; et cette indécision, ce manque de caractère et d'énergie morale résulte, comme tous les autres phénomènes neurasthéniques, de l'affaissement et de l'épuisement général du système nerveux. Il arrive alors que lorsqu'il s'agit de traverser une place, de faire une course un peu longue, de se trouver au milieu d'une réunion nombreuse, etc., les malades épuisés, fatigués, indécis, sont pris d'hésitation ou de crainte et n'ont plus le courage nécessaire pour exécuter l'acte en question. Mais, à moins que le neurasthénique ne soit un psychopathe héréditaire, ces phénomènes ne vont pas jusqu'à la crise angoissante de la véritable agoraphobie. »

La phobie neurasthénique vraie n'est donc qu'un phénomène d'aboulie plus ou moins prononcé. Contrairement à l'aboulie hystérique, elle manque totalement d'impulsivité.

Parmi les phobies qui se rencontrent le plus fréquemment chez les neurasthéniques, on peut citer l'agoraphobie ou topophobie (peur des grands espaces, peur de traverser une grande place) ; la claustrophobie (peur des espaces resserrés ou clos); l'anthropophobie, qui peut consister en une frayeur des foules ou bien en une simple timidité craintive en présence d'individus isolés ; la monophobie ou frayeur de la solitude ou de l'isolement ; l'astrophobie ou frayeur des éclairs; la pathophobie ou peur exagérée et excessive des maladies; la pantophobie et la phobophobie, ou peur ridicule et puérile de tout le monde; la misophobie ou peur de la saleté ; la bacillophobie ou peur des microbes ; la zoophobie ou peur de certains animaux, etc., etc.

On peut encore noter comme symptômes de complication dans la neurasthénie : les crampes professionnelles et la maladie des tics.

On entend par crampe une contraction douloureuse, involontaire, passagère, se produisant dans un certain groupe de fibres musculaires striées. Le paroxysme de la douleur s'accompagne de raideur, d'une immobilité temporaire de la région, siège de la crampe.

La crampe des écrivains ou *mogigraphie* (Hirsch) est le type des spasmes fonctionnels ; la description en a été minutieusement faite car on en a relevé d'assez nombreuses observations ; les individus qui en sont affectés se trouvent dans l'impossibilité absolue d'écrire, tandis qu'ils peuvent utiliser leurs mains pour tout autre travail peu appliquant.

Le début de l'affection s'annonce par une sensation d'engourdissement ou de raideur qui survient après un long travail d'écritures ; cette sensation disparaît par le repos pour se reproduire à l'occasion d'un nouvel effort de travail.

Cette raideur a pour effet de rendre l'écriture moins lisible, et de forcer l'écrivain à ne plus produire de longs travaux épistolaires. Puis le mal progresse; autrefois la contracture n'apparaissait qu'au bout d'un certain temps de travail, maintenant elle se montre très rapidement, bientôt elle se manifeste à l'idée seule qu'on va prendre une plume pour écrire. C'est une raideur particulière des doigts, atteignant les fléchisseurs, les interosseux, et de préférence le groupe musculaire qui constitue l'éminence thénar.

Mais la maladie n'affecte pas toujours la même forme; tantôt elle est spasmodique, tantôt trémulente, tantôt enfin paralytique.

Dans la forme spasmodique, la plus fréquente, dès que les doigts saisissent la plume, le doigt indicateur s'étend violemment et oblige à la lâcher, ou bien le pouce se serre contre la paume de la main et occasionne une très vive douleur. Duchenne a également observé de la contracture du long supinateur, ce qui a pour effet de relever la plume le bec en l'air.

La forme trémulente se caractérise par des tremblements continuels plus ou moins accusés, se produisant également à la seule idée de l'écriture.

Si le malade désespéré veut essayer d'apprendre à écrire de la main gauche, il voit l'affection envahir cette main aussi bien que la main droite.

A cette forme se rattachent quelques cas rares rappelant les mouvements choréiques (Duchenne).

Enfin quand la crampe des écrivains prend la forme paralytique, elle se manifeste par une lassitude exagérée avec raideur qui semble clouer la main à la table de travail ; ces symptômes disparaissent quand on cesse d'écrire pour se reproduire dès qu'on reprend la plume.

Poore a noté, dans les groupes musculaires intéressés par la crampe, la production de mouvements fibrillaires, ce qui semblerait indiquer un début de dégénérescence.

A l'exploration électrique, il y a soit augmentation, soit diminution de l'excitabilité des muscles atteints (Erb, Bukrchardt, Poore, Eulenburg).

Ordinairement l'affection musculaire ne se produit que lorsqu'il s'agit d'écrire avec une plume, car parfois l'écriture au crayon est encore possible, cependant on rencontre souvent de l'hésitation, une certaine impotence relative pour le dessin, pour tenir une cuiller à table, pour tenir une pièce de monnaie entre les doigts ; enfin la crampe peut s'accompagner de phénomènes d'excitation générale du système nerveux qui indiquent l'importance que l'on doit attribuer à la fatigue des nerfs dans la production de cette affection.

Nous pouvons citer nombre d'autres spasmes dits professionnels.

C'est ainsi qu'on a remarqué des crampes chez les pianistes, les violonistes, les employés qui manipulent le levier du télégraphe Morse, les compositeurs d'imprimerie, les laitières, les tailleurs; plus rarement on a rencontré des crampes chez un maître d'armes (adduction du bras quand il prenait une épée), chez un curé qui jouait du serpent (contractures des muscles inspirateurs), chez un paveur (raideur dans les muscles sterno-cléido-mastoïdiens), un tourneur (dans les muscles fléchisseurs du pied), des danseuses (contractures dans les muscles des mollets).

Le *tic* est un mouvement convulsif habituel, résultat de la contraction involontaire d'un ou plusieurs muscles du corps, et reproduisant le plus souvent, mais d'une façon intempestive, quelque geste réflexe ou automatique de la vie ordinaire (G. Guinon).

Les tics sont caractérisés par des mouvements involontaires, brusques, arythmiques, intenses, limités à un nombre déterminé de muscles et se reproduisant suivant une progression définie. Ces mouvements sont parfaitement conscients, bien que le malade ne puisse s'en rendre maître, mais sans entraver les mouvements voulus. Les actes les plus délicats s'exécutent sans entraves et sans troubles.

Ces tics convulsifs occupent de préférence la face et le cou : clignotement saccadé des paupières, rictus provoqué par le déplacement en divers sens des commissures labiales, alternatives d'ouverture et d'occlusion de la bouche, projection brusque de la langue, mouvements de mâchonnement, de crachotement, de reniflement, grincement des dents.

Au cou, on constate le plus souvent des spasmes du sterno-cléido-mastoïdien : flexion brusque de la tête en avant ou en arrière, quelquefois inclination latéralement.

Les tics des membres supérieurs consistent généralement en haussements d'épaules, en mouvements de grattage.

La localisation aux membres inférieurs est beaucoup plus rare : acte de frapper violemment du pied ou d'étendre brusquement la jambe.

Une émotion, une contrariété, toute cause brutale de saisissement, un interrogatoire, un examen, la période menstruelle aggravent ces mouvements anormaux. Le sommeil, une maladie fébrile intercurrente, une occupation cérébrale ou un violent effort de volonté peuvent faire cesser momentanément le tic.

On peut constater en même temps des anomalies de langage. Quelquefois il n'y a qu'une simple exclamation involontaire (ah! heu! ouah! etc.) qui accompagne le tic.

D'autres fois le malade répète incessamment et malgré lui des mots orduriers (nom de Dieu! cochon! couillon! merde!) qui contrastent singulièrement avec son éducation.

C'est de la *coprolalie*. Ou bien il répète un nombre de fois déterminé les dernières syllabes que l'on vient d'émettre devant lui. C'est de l'*écholalie*.

Charcot a encore décrit chez ces individus une *échokinésie* ou imitation des gestes et mouvements réalisés en présence du sujet.

Ces malades sont obsédés par des idées fixes que l'on a appelées tics psychiques (folie du pourquoi, folie du doute, délire du toucher, onomatomanie, arithmomanie, etc.).

IX

Les signes objectifs de la neurasthénie fournis par le sphygmographe, le dynamomètre et l'esthésiomètre, sont des plus variables et n'ont aucun caractère pathognomonique.

CHAPITRE V

ÉVOLUTION ET MARCHE DE LA NEURASTHÉNIE

I

La maladie de Beard ne présente pas dans son évolution de cycle défini : elle est soumise aux fluctuations les plus diverses. Le début peut être brusque, à la suite d'un traumatisme, par exemple ; d'ordinaire, il est lent et les symptômes s'établissent à la longue, par poussées successives. Il y a souvent une véritable période prodromique caractérisée par l'insommie, la céphalée et les troubles digestifs ; la période d'état est marquée par l'éclosion de tous les signes que nous avons énumérés.

II

La guérison peut survenir après des alternatives d'aggravation et d'amélioration; mais elle est toujours lente à se produire. Le malade guéri reste toujours vulnérable, et le médecin doit instituer pour lui un régime de vie très sévère. Quelques patients restent neurasthéniques toute leur existence : il ne faut pas trop s'en effrayer. Beard a constaté qu'ils arrivent presque tous à un âge fort avancé.

III

La plupart des neurasthéniques guérissent quand ils prennent la peine de se soigner. Toutefois, les neurasthénies héréditaires, l'hystéro-neurasthénie, la neurasthénie traumatique sont beaucoup plus tenaces et comportent un pronostic plus grave.

Enfin, il ne faut pas oublier que la neurasthénie ouvre la porte à d'autres affections nerveuses, aux psychoses et aux vésanies, particulièrement à la mélancolie et à l'hypocondrie.

CHAPITRE VI

FORMES ET VARIÉTÉS DE LA NEURASTHÉNIE

I

Levillain distingue des variétés cliniques et des variétés étiologiques.

Parmi les variétés cliniques, il distingue :

1° L'*hémineurasthénie*, quand les principaux symptômes sont localisés plus ou moins dans un des côtés du corps;

2° La *cérébrasthénie*, quand les accidents cérébraux sont très développés et paraissent dominer la situation ;

3° La *myélasthénie*, quand ce sont les accidents spinaux qui prédominent;

4° La *névropathie cérébro-cardiaque ;* à côté des symptômes céphaliques habituels se placent les symptômes cardiaques que nous ayons décrits;

5° La *forme cérébro-gastrique* est très

fréquente, pour ne pas dire la plus fréquente. On note alors, à côté des autres symptômes, les symptômes de la dilatation de l'estomac et des splanchnoptoses.

6° La *neurasthénie sexuelle* qui se traduit par une hyperexcitabilité génitale et même du priapisme, ou, au contraire, par une impuissance plus ou moins complète et plus ou moins durable.

II

Au point de vue étiologique, on peut distinguer :

1° La *neurasthénie traumatique*. Elle résulte d'un choc traumatique plus ou moins violent; elle n'offre, pour le reste, aucun caractère spécial. « La névrose de Beard, dit Charcot, se montre toujours la même quelle que soit la cause provocatrice; l'origine traumatique ne détermine par elle-même aucune particularité nosographique qui permette de la distinguer des neurasthénies développées sous l'influence de toute autre cause, du surmenage intellectuel, par exemple : c'est la même neurasthénie que celle qui se développe chez les étudiants qui affrontent les concours, chez les savants et les gens de lettres au labeur acharné, chez les politiciens et les hommes d'affaires qu'écrasent de lourdes responsabilités et qui vivent incessamment bourrelés d'inquiétudes. »

2º L'*hystéro-neurasthénie* n'est qu'une association des deux névroses.

3º Les *neurasthénies héréditaires* qui empruntent à l'hérédité des caractères spéciaux de gravité.

CHAPITRE VII

DIAGNOSTIC DE LA NEURASTHÉNIE

I

Si on se rappelle les stigmates de la neurasthénie, si l'on s'attache à les dépister de
parti pris, le diagnostic ne paraît pas présenter de difficultés. Et cependant, le médecin, au milieu de cette agglomération de
symptômes, au milieu des doléances des
malades qui lui exposent tout pêle-mêle
et sans méthode, se trouve souvent embar-
rassé. Ce qui complique encore le diagnostic,
c'est l'association des phénomènes neurasthéniques avec des maladies organiques du
cerveau et de la moelle, et il est quelquefois difficile d'attribuer à chacune des deux
affections la part qui lui revient dans le syndrome morbide présenté par le sujet. Les
difficultés sont aussi très grandes dans les

cas, rares il est vrai, de neurasthénie mono-symptomatique. En thèse générale, pour reconnaître la neurasthénie, rechercher les stigmates, se baser sur la mobilité, la variabilité des symptômes.

Voyons les affections qui peuvent le plus fréquemment prêter à la confusion.

II

La céphalée doit être distinguée de la *céphalalgie syphilitique*, qui est beaucoup plus violente, a son maximum d'intensité la nuit et s'accompagne d'accidents spécifiques ; de la *céphalée des adolescents* due à la croissance, ou à un surmenage passager, et qui disparaît par le repos ; de la *névralgie faciale*, qui occupe le trajet des branches nerveuses ; de la *migraine*, qui est unilatérale, s'accompagne de vomissements et de phénomènes oculaires propres ; de la *céphalée hystérique* qui est généralement localisée au sommet de la tête ; de la *céphalée urémique*, à laquelle il faut toujours penser et dont on reconnaîtra la nature par l'analyse des urines qu'il ne faut jamais négliger.

III

Le diagnostic de la neurasthénie doit être encore établi avec certaines névroses et quelques maladies organiques.

Paralysie générale. — Au début, la différenciation des deux maladies n'est pas aisée à faire. Cependant, par un interrogatoire bien dirigé, on ne tarde pas à reconnaître chez le paralytique des conceptions délirantes, des idées de grandeur et de persécution, la perversion du sens moral, phénomènes qui ne s'observent pas chez les neurasthéniques. Enfin, l'inégalité permanente des pupilles, l'anosmie, les troubles de la parole, de l'écriture, de la mémoire, lèvent tous les doutes.

IV

Tumeurs cérébrales. — Ici, comme chez les neurasthéniques, on observe du vertige, de la céphalalgie, mais il s'y joint bientôt des signes de compression cérébrale, névrite optique, paralysie des nerfs craniens, et l'hésitation ne peut durer longtemps.

V

Ataxie locomotrice. — L'erreur ne peut guère être commise avec un peu d'attention. Les neurasthéniques ne présentent pas d'abolition des réflexes, ni troubles oculo-pupillaires, ni le signe d'Argyll Robertson. L'atonie gastro-intestinale diffère des crises gastriques de l'ataxie véritable ; la démarche du tabétique a son caractère particulier et l'asthénie musculaire des névropathes ne ressemble en rien aux troubles moteurs de la maladie de Duchenne.

VI

Myélite chronique subaiguë. — Cette maladie est caractérisée par l'anesthésie, l'abolition des réflexes, l'atrophie musculaire, les troubles trophiques de la peau, les troubles de la vessie et du rectum qui font toujours défaut dans l'épuisement nerveux. Le diagnostic devient plus délicat, quand on a affaire à une myélite subaiguë envahissante compliquée de symptômes neurasthéniques.

VII

La *mélancolie*, l'*hypocondrie*, l'*anémie* et la *chlorose*, l'*atrophie musculaire progressive*, le *goitre exophtalmique* ont été confondus avec la maladie de Beard. L'erreur dans ces cas-là paraît devoir être bien exceptionnelle si l'on se rappelle les symptômes propres à chacune de ces affections.

VIII

On pourrait peut-être encore confondre le neurasthénique avec le *phobique essentiel*, et cependant ce sont deux êtres essentiellement différents. « Le phobique, dit Gélineau, à part sa crainte angoissante, intermittente, qu'il considère même, en dehors de ses mauvais moments, comme ridicule, absurde, et dont il se moque un instant après, ne se plaint point. En l'état ordinaire, ce méticuleux, cet émotif ne redoute rien ! Placez-le au milieu de la mêlée, dans une dispute, dans les rangs de l'armée, sous le feu du canon, il ne sourcillera point et sera brave comme pas un. A l'exception de sa défaillance habituelle et inexplicable, il est homme de valeur et de tête. Hors cette paille, il est d'un acier bien trempé. Il sera avec ses camarades un bon et gai compagnon, ne reculant ni devant la chanson, ni devant le cotillon, ni devant le champagne versé à flots, tandis que le couplet envolé d'une coupe étincelante, la ritournelle de l'orchestre et l'éclat de rire d'une femme feront fuir jusqu'au bout du monde le neurasthénique, chez qui siège toujours l'*atra cura* des anciens. Demandez au phobique s'il souffre, s'il a mal à la tête, si ses idées tournent à la mélancolie, et il vous rira au nez, pendant que le neurasthénique, heureux de trouver un ami disposé à l'écouter, passera son bras sous le vôtre et vous assommera pendant deux heures et plus de l'interminable récit de ses souffrances incessantes. »

CHAPITRE VIII

TRAITEMENT DE LA NEURASTHENIE

I

TRAITEMENT HYGIÉNIQUE

Il faut au neurasthénique une vie calme et à l'abri des agitations. S'il souffre de ses nerfs, c'est généralement parce qu'il les a surmenés par des excès : excès de travail, excès de fatigues, excès de table, excès de femmes. Défendez-lui donc les excès de toutes sortes. Vous lui rendrez service et vous serez d'accord avec la loi morale qui veut qu'on expie par où on a péché. Pour éviter le retour de ces excès, quelques médecins conseillent aux neurasthéniques de se marier. C'est au contraire une petite infamie que je leur déconseille généralement. J'aime mes malades, mais pas au point de vouloir lier des filles pleines de vie, de santé et de jeunesse, à des demi-gagas acariâtres et irritables. On peut trouver des gardes-malades des deux sexes en dehors du mariage.

Je leur défends de boire, de fumer et même d'aimer, avec excès, bien entendu. Je leur permets ce qu'on peut permettre à un homme raisonnable, qui serait un peu malade : un demi-litre de vin par jour, une tasse de café sans alcool, et Vénus une fois la semaine. Je proscris rigoureusement le tabac, un vice encombrant et malpropre.

Mais surtout je m'attache à distraire l'esprit de mes malades des préoccupations et des tourments que la maladie peut leur causer. Je leur conseille les travaux attrayants et faciles, la lecture d'ouvrages non passionnels, les arts d'agréments, la musique, le chant, le dessin, les spectacles qui causent peu d'émotions, la comédie de préférence au drame, les promenades au grand air, la chasse, la pêche et quelquefois les voyages.

L'isolement, et j'entends l'isolement dans un établissement spécial, offre encore des avantages dans quelques cas déterminés.

Pour certains malades faibles de caractère, il met à l'abri des tentations et, par suite, des rechutes. Il éloigne de la famille qui quelquefois ne sait pas seconder le médecin, mais lui fait perdre au contraire le terrain qu'il a gagné, et ainsi entretient ou aggrave l'état nerveux. Enfin la solitude permet au malade de rentrer en lui-même. Les prêtres, qui ont toujours fait bon ménage avec l'hygiène, connaissent parfaitement l'utilité de l'isolement momentané. A Paris, l'archevêque, avant de laisser partir les vicaires des différentes paroisses en vacance, leur impose une retraite de trois jours dans une maison religieuse. C'est très pratique et très hygiénique. En même temps qu'ils secouent leur âme de toutes les poussières de péchés dont elle s'est souillée au contact du monde, ils reposent leur corps et leur esprit. Je le répète : c'est très sage et très pratique.

Où faut-il envoyer vivre les neurasthéniques? Il en est qu'il est impossible d'éloigner des villes sans les plonger dans un ennui presque douloureux. Il faut donc les laisser dans leur milieu, car, en agissant autrement, on irait à l'encontre du but à atteindre. Dans la majorité des cas, le séjour

à la campagne est préférable et je le conseille presque toujours. Le silence et la
solitude calment les plus irritables. La douceur des aurores, la splendeur des soleils
couchants, l'aspect de la verdure, les senteurs des champs, prédisposent au bien-être
et endorment les systèmes nerveux les plus
détraqués.

Les neurasthéniques devront porter des
vêtements chauds, car il est démontré que
le froid humide a une influence manifeste
sur l'apparition des accidents nerveux. Ils
ne devront pas avoir une alimentation trop
carnée. En surchargeant le sang du produit
d'une oxydation insuffisante, elle augmente
encore l'irritabilité du système nerveux.
Je conseille de préférence les viandes jeunes
de veau et d'agneau. Les volailles blanches
sont également excellentes. Par contre, je
défends les viandes excitantes et faisandées,
les sauces trop acides ou trop pimentées, les
crustacés. Les légumes et les fruits sont aussi
à recommander. Quant au lait, c'est l'aliment
par excellence de tous les débilités et de
tous les surexcités.

II

TRAITEMENT MÉTHODIQUE DE WEIR MITCHELL

Weir Mitchell propose une méthode beaucoup plus compliquée et qui constitue une véritable cure d'engraissement. Elle ne me paraît pas indiquée dans tous les cas et elle est souvent d'une application difficile.

Voici comment il procède.

Le traitement débute en mettant le malade au régime lacté absolu. On donne de 100 à 120 centimètres cubes de lait toutes les deux heures. Au bout de quelques jours, la dose de lait est portée à 2 litres, qu'on prescrit par doses toutes les trois heures. « Cette pratique, dit Weir Mitchell, a pour résultat de dissiper comme par magie tous les phénomènes dyspeptiques. »

Pour faciliter les fonctions de l'intestin, on donne au réveil une tasse de café sans sucre ou quelques centigrammes d'aloès le soir.

Au bout de quatre à six jours, on permet un léger déjeuner, puis, deux jours après, on prescrit une côtelette de mouton pour le déjeuner de midi et, après deux jours de ce dernier régime, du pain et du beurre trois fois par jour.

Au bout de dix jours, pendant lesquels ont duré ces préparatifs, on permet au malade trois repas complets par jour ainsi que 1 litre et demi à 2 litres de lait, donnés pendant ou après les repas au lieu d'eau et 60 à 120 centimètres cubes d'extrait de malt fluide avant chaque repas.

Weir Mitchell donne une formule de bouillon de bœuf qu'on prépare de la façon suivante : on hache 500 grammes de bœuf cru et on les met dans une bouteille avec 500 centimètres cubes d'eau et 5 gouttes d'acide chlorhydrique. On conserve cette préparation toute une nuit dans de la glace ou dans un endroit très frais; le matin, la bouteille est placée dans de l'eau maintenue à la température de 35 degrés; elle y reste deux heures environ. On jette ensuite son contenu sur une toile et on exprime.

A partir de la deuxième semaine, on donne le bouillon ainsi obtenu en trois fois dans la journée. Si le goût de cette préparation était désagréable, on grillerait rapidement la viande sur un seul côté avant de la faire macérer.

A la fin de la troisième semaine, il ajoute encore au régime 15 grammes d'huile de foie de morue à prendre une demi-heure après chaque repas. Dans le cas où l'huile diminue l'appétit ou cause des nausées, ou bien encore s'il existe une constipation intense, l'huile est administrée sous forme de lavement. L'huile est émulsionnée avec de la pancréatine.

Lorsqu'il y a intérêt à ne pas rompre brusquement avec des habitudes d'alcoolisme ou avec l'usage de boissons spiritueuses, on ajoute au lait chaque jour 30 grammes d'eau-de-vie ou bien on permet un verre de champagne ou de bourgogne. Une médication martiale est également instituée.

On peut prescrire également avant les repas quelques gouttes de teinture de noix vomique ou toute autre préparation à base de strychnine.

Quand le malade est en plein traitement, il faut surveiller les urines. S'il s'y forme un dépôt d'acide urique, c'est un signe que la nourriture est trop abondante, on la diminue ; s'il se produit quelque trouble gastro-intestinal, on réduit le régime de moitié ou bien on retourne au régime lacté pendant un ou deux jours.

III

TRAITEMENT PHYSIQUE

L'hydrothérapie peut donner de bons résultats, sous forme de bains de courte durée ; mais je ne suis pas partisan des douches froides. Elles sont quelquefois dangereuses et souvent nuisibles, en ce sens qu'elles augmentent dans bien des cas l'état d'hyperexcitabilité du malade.

Le massage pratiqué par une main habile et douce donne les meilleurs résultats. Je conseille en même temps des frictions avec un liquide alcoolique, avec de l'alcoolature de romarin, par exemple, ou bien, en cas de douleurs musculaires, avec le mélange suivant :

Baume de Fioravanti. . .   60 grammes
Chloroforme.   10   —

L'électricité ne donne de bons résultats que sous la forme statique, par le procédé dit de la franklinisation.

Voici, d'après R. Vigouroux, les procédés que l'on peut employer :

a. *Bain électrique.* — Le patient est placé sur un tabouret isolant, en communication avec le pôle négatif de la machine. Il se trouve donc chargé d'électricité négative à un très haut potentiel, en même temps qu'il offre la voie à une déperdition constante de l'électricité par toutes les saillies de son corps et de ses vêtements, déperdition qui est incessamment réparée par la production continue de la machine.

b. *Souffle ou vent électrique.* — On l'obtient en dirigeant vers le malade et à 10 ou 15 centimètres de distance, la pointe d'une tige métallique non isolée. On produit ainsi une sensation analogue, mais non identique, à celle produite par un courant d'air.

Vigouroux recommande très vivement ce moyen pour guérir presque instantanément les céphalées si douloureuses des neurasthéniques.

c. *Étincelles.* — On les obtient en approchant suffisamment du corps du patient une boule métallique non isolée.

Ce procédé est très utile pour provoquer soit la contraction musculaire en agissant sur les rameaux ou les troncs nerveux, soit l'excitation cutanée.

d. *Aigrette*. — En approchant une tige en bois à quelques centimètres du corps, on obtient un pinceau lumineux qui est une façon intermédiaire de décharge, et dont l'effet est tantôt sédatif, tantôt excitant.

e. *Friction électrique*. — On l'effectue en passant plus ou moins rapidement une tige métallique non isolée sur les vêtements du patient, en ayant soin d'appuyer. Il se produit ainsi une multitude de petites étincelles dont la longueur est mesurée par l'épaisseur des étoffes interposées. Ces étoffes doivent, de préférence, être en laine.

La faradisation (courants interrompus) et la galvanisation (courants continus) ont été employées aussi quelquefois. J'en ai essayé dans quelques cas, et je dois avouer que j'en ai rarement obtenu des résultats sérieux au point de vue de la guérison.

Je viens de dire que le massage pouvait rendre de réels services dans la neurasthénie, mais à condition qu'il soit bien fait. Il ne sera probablement pas superflu de dire, en deux mots, comment il faut s'y prendre.

Le masseur doit avoir la main agile et souple ; il doit agir avec une énergie progressive et suffisante, mais sans violence, car dans ce dernier cas, outre la douleur momentanée qu'il occasionnerait, il pourrait produire des ecchymoses, des déchirures sous-cutanées. Il faut plutôt pécher par excès de douceur que par excès de force. « On ne saurait trop se défier de la force dans le massage, » dit Reibmayr.

En général, on ne doit pas dépasser dix minutes par séance.

Les manipulations qu'exercent les masseurs sont très nombreuses et très variées. Ce sont d'abord les frictions qui consistent en frottements plus ou moins rapides et variés, en effleurages, passes, frôlements, attouchements. Les pressions consistent à pétrir et à serrer plus ou moins énergiquement les parties sur lesquelles on veut agir. Si les pressions sont douces, on produit des agacements, des chatouillements, des titillations. On peut, dans certains cas, faire du pétrissage, des malaxations, pincer plus ou moins profondément les muscles, percuter, soit avec le bord, soit avec la paume de la main.

Quelques masseurs appellent à leur secours un certain nombre d'instruments plus ou moins compliqués : la raclette, la roulette, la palette, le balai. Je ne me sers presque jamais de ces instruments. On masse beaucoup plus sûrement et beaucoup plus commodément avec la main simplement enduite d'un corps gras.

Un dernier mot sur cette question. Que les médecins ne croient pas s'humilier en faisant du massage eux-mêmes. C'est un moyen thérapeutique très utile et très puissant. Pour devenir un bon masseur, il faut avoir appris, et pour savoir appliquer le massage à propos, il faut être médecin.

IV

TRAITEMENT MÉDICAMENTEUX

J'arrive maintenant au traitement médicamenteux, et je pose en principe qu'il ne faut jamais donner de bromure aux neurasthéniques. C'est un médicament inutile et très désagréable. Il n'a jamais guéri personne; mais, en compensation, il a occasionné beaucoup de gastrites.

C'est avant tout aux toniques qu'il faut avoir recours. Je me sers souvent de la préparation suivante, qui m'a donné les meilleurs résultats :

Vin de grenache	840	grammes
Sirop d'écorces d'oranges	100	—
Teinture de coca	30	—
— de quinquina	20	—
— de colombo	10	—
— de noix vomique	1	—

Deux verres à bordeaux par jour, environ dix minutes avant chaque repas.

Chez les personnes très anémiées, et en particulier chez les femmes, je prescris quelquefois l'hémoglobine de la façon suivante :

Hémoglobine	5	grammes
Sirop de sucre	300	—

Trois cuillerées à soupe par jour, de préférence avant les repas.

On peut encore essayer des préparations ferrugineuses, mais elles donnent des résultats beaucoup moins certains.

Legroux prescrit :

Tartrate de fer et de potasse	15	grammes
Rhubarbe	5	—
Sirop de gomme	Q. s.	

pour 100 pilules.

Deux par jour.

On peut aussi conseiller le sirop d'iodure de fer à la dose de trois cuillerées à dessert par jour, avant les repas.

Enfin on peut associer l'arsenic au fer et donner, par exemple :

Liqueur de Fowler. . . . } ââ 10 grammes
Tartrate ferrico-potassique. }
Dix gouttes avant chaque repas.

Contre les manifestations douloureuses de la neurasthénie on peut avoir recours aux hypnotiques qui agissent toujours mieux que l'opium et ses alcaloïdes. Ces derniers médicaments alourdissent, assomment et ne font qu'augmenter les cauchemars.

Le médicament par excellence des neurasthéniques est le chloral. Je l'administre de préférence en lavement. Je fais prendre au malade, le soir, le quart de lavement suivant :

Chloral . . . . 3 à 4 grammes
Eau.   150   —

Autant que possible, il ne faut pas dépasser une dose de 5 grammes pour une nuit.

Quand le chloral ne réussit pas, il existe un grand nombre d'autres hypnogènes qu'on pourra essayer tour à tour.

On peut donner 3 ou 4 des cachets suivants par jour :

Chloralamide . . . .   4 grammes
En 8 cachets.

Ou bien le lavement suivant en se couchant :

Paraldéhyde. . . . .   2 grammes
Jaune d'œuf. . . . .   N° 1
Eau de quinquina.   150   —

On peut aussi donner de temps en temps une perle d'hypnone de 5 à 10 centigrammes.

L'uréthane produit également un sommeil calme, sans rêves ni cauchemars. Je donne habituellement à prendre, en deux fois, avant de se coucher :

Hydrolat de tilleul. . . . .   50 grammes
Sirop de fleurs d'oranger. .   20   —
Uréthane   5   —

2 grammes de sulfonal en deux cachets pris le soir, à un quart d'heure d'intervalle, peuvent encore procurer du sommeil.

Je serais bien étonné qu'on n'obtienne pas un résultat avec l'un ou l'autre de ces médicaments.

Contre la céphalée neurasthénique, on peut essayer du sulfate de quinine et de l'antipyrine à petites doses : 2 ou 3 cachets de 20 à 25 centigrammes d'antipyrine par jour, ou bien un seul cachet de sulfate de quinine de 20 à 25 centigrammes.

Quand cela ne réussit pas, je donne matin et soir un des cachets suivants :

> Antipyrine . . . . . .   50 centigrammes
> Valérianate de quinine.   10   —

Ou bien je prescris des pilules ainsi composées :

> Valérianate de zinc. . .   5 centigrammes
> Extrait thébaïque . . .   2   —
> —   belladone   . .   1   —
> —   jusquiame . . .   1   —

pour une pilule.

Une le matin et une le soir.

Voici une autre formule empruntée à Monin :

> Hydrolat de laurier-cerise.)
> Elixir parégorique . . . . { ââ 10 grammes
> Teinture de valériane. . .)
> —   ciguë   5   —

Sept gouttes au moment des douleurs, dans un peu de lait.

Enfin Ewald fait prendre dix à quinze gouttes par heure de ce mélange :

> Chlorhydrate de morphine .   20 centigr.
> —   de cocaïne . .   25   —
> Teinture de belladone. . . .   5 grammes
> Eau d'amandes amères . . .   20   —

J'ai essayé de ces diverses préparations et, dans bien des cas, elles ont produit un effet sédatif très rapide et très remarquable. Pourtant je leur préfère, en général, le mélange suivant, qui est beaucoup moins dangereux et qui amène une sédation non moins sûre et non moins rapide :

Hydrolat de menthe. . . ⎞
Aq. still. . . . . ⎬ ââ 30 grammes
Eau chloroformée saturée. ⎠

La formule suivante est également excellente :

Arséniate de strychnine.   1 milligramme
Extrait de belladone. . .   1 centigramme
Valérianate de quinine .   5   —
    —   de zinc . . .   10   —
Extrait de gentiane. . .   Q. s.
pour une pilule.

Trois à cinq par jour, en trois fois.

Contre les troubles gastriques on dispose de moyens variés.

Voici quelques indications.

Au moment des crises gastralgiques, H. Molière conseille de prendre, de dix en dix minutes, jusqu'à sédation, une cuillerée à café de la mixture suivante :

Sirop de morphine . . . ⎞
    — d'éther . . . . . . ⎬ ââ 30 grammes
    — de fleurs d'oranger. ⎠

Contre les troubles dyspeptiques, les moyens ne sont pas moins nombreux. Lorsqu'il y a simplement gêne de la digestion, par suite d'insuffisance de sécrétion, on peut essayer de la pepsine qu'on donne, au milieu de chaque repas, à la dose de 20 à 25 centigrammes dans un cachet.

L'acide chlorhydrique peut également être utile. On prescrit, avant chaque repas, une cuillerée à soupe de la potion suivante :

```
Julep gommeux . . . . . .   150 grammes
Acide chlorhydrique. . . .    1     —
```

S'il y a de la paresse de l'estomac, on a recours à la potion antidyspeptique de Bucquoy :

```
Liqueur de Fowler . . . . .    1 gramme
Teinture de noix vomique .     2    —
Sirop de goudron . .  . . .  300    —
```
Une cuillerée à soupe avant les deux repas.

Ou bien on emploie cette mixture :

```
Teinture de noix vomique. )
    —      de·belladone  . . }  àà 2 grammes
Laudanum de Sydenham . .       1     —
```
Cinq à dix gouttes avant les deux principaux repas dans un peu d'eau sucrée.

Si les douleurs se font surtout sentir après le repas du soir, Grasset préconise le cordial suivant, dont on prend une cuillerée à soupe en se couchant :

Sirop de cannelle........	150	grammes
Vin de Lunel	100	—
Chloral	5	—
Vaniline............	1	—

Lorsqu'il y a flatulence et par conséquent dyspepsie intestinale, on peut prescrire la potion carminative de Paris :

Sirop de gingembre.....	24	grammes
Alcoolat de carvi	20	—
Hydrolat de menthe poivrée.	16	—
Magnésie calcinée......	4	—
Alcoolat de lavande composé	4	—

Cette potion se prend en deux fois, après chaque repas.

Mais je prescris de préférence dans ces cas, le mélange suivant de A. Robin :

Teinture de rhubarbe ...	3	grammes
— de badiane....	3	—
— de *menispermum cocculus*....	3	—
— d'ipéca.......	1	—
— thébaïque	1	—

Il suffit d'en prendre six gouttes dans une cuillerée d'eau quelques minutes avant le repas.

Les palpitations cardiaques constituent un

symptôme pénible qu'il faut essayer de calmer.

J'emploie ordinairement le sulfate de spartéine que j'associe de la manière suivante :

> Sulfate de spartéine. .   2 centigrammes
> Extrait thébaïque . . .   1   —
>
> pour une pilule.
> Trois ou quatre par jour.

D'autres fois je fais prendre, toutes les deux ou trois heures, cinq gouttes de la mixture suivante dans un peu d'eau sucrée :

> Teinture de digitale. . . . . ⎫
>   —   de convallaria maïalis ⎬ ââ 5 grammes

Bouchut conseille de donner, au moment des crises, une ou deux cuillerées à soupe de la potion suivante :

> Julep gommeux. . . . . .   120 grammes
> Liqueur d'Hoffmann. . . .   XII gouttes
> Castoréum . . . .   XX —
> Extrait de valériane. . . .   75 centigrammes

On peut aussi essayer de la poudre de Bamberger :

> Sulfate de quinine. . . . .   50 centigrammes
> Citrate de caféine.   50   —
> Sucre blanc. . . . .   5 grammes
>
> M. s. a. et divisez en 10 paquets.
> 4 à 5 paquets par jour.

Contre la dysménorrhée, je conseille souvent, et avec assez de succès, deux capsules d'apiol matin et soir, au moment des règles et pendant les deux jours qui précèdent.

Quand l'apiol ne réussit pas, j'institue le traitement suivant :

1° Injections deux fois par jour avec une infusion chaude d'armoise ;

2° Tous les soirs, avant le dîner, un bain de pieds sinapisé de dix minutes ;

3° Quand les règles apparaissent, toutes les deux heures une cuillerée à soupe de la potion suivante :

Sucre. . .   . .   30 grammes
Huile essentielle de rue . . } àà VI gouttes
—   —   de sabine. }

Triturez et ajoutez :

Infusion d'absinthe . . . .   30 grammes
Teinture de safran. . . .   2   —
Hydrolat de fleurs d'oranger. 120   —

4° Si les douleurs sont trop vives, prendre en se couchant le lavement suivant qu'il faudra, autant que possible, garder toute la nuit :

Décoction de racine de valériane . . . .   200 grammes
Chloral   3   —

Il est bien rare qu'on n'arrive pas, avec ce traitement, à calmer les douleurs les plus vives.

Contre la constipation, le meilleur des médicaments est encore le modeste lavement, le lavement de graine de lin ou de décoction de racine de guimauve additionné de deux cuillerées à soupe de gros miel, ou, dans les cas plus rebelles, d'une cuillerée à soupe de miel de mercuriale et même d'une cuillerée à soupe de sulfate de soude.

Il ne faut avoir recours que très rarement aux purgatifs, qui fatiguent. Je conseille quelquefois de prendre le matin à jeun deux cuillerées à café de sel de Seignette dans un demi-verre d'orangeade.

Ball prescrit des pilules purgatives ainsi composées :

Aloès socotrin.	1 gramme
Résine de scammonée. . .	50 centigrammes
— de jalap.	50 —
Calomel	50 —
Extrait de belladone . . .	25 —
— de jusquiame . . .	25 —
Savon amygdalin	2 grammes

Pour 50 pilules.

En prendre trois à cinq par jour.

Voici encore une autre formule à laquelle j'ai recours de temps en temps :

Evonymine.	1 gramme
Podophyllin	30 centigrammes
Extrait de belladone . .	30 —

Pour 30 pilules.
En prendre une à chacun des repas.

Les courants interrompus appliqués sur le ventre, le massage, consistant dans une malaxation profonde des parois abdominales et des viscères, donnent quelquefois des résultats absolument inattendus. Je ne manque jamais d'y avoir recours dans les cas difficiles.

Contre les démangeaisons généralisées, on prescrira les bains amidonnés. On recommandera également de saupoudrer fréquemment le corps de poudre d'amidon.

Voici quelques formules contre le prurit anal et le prurit vulvaire, si fréquents et si douloureux.

Pockard conseille contre le prurit anal la pommade suivante :

Vaseline blanche	25 grammes
Camphre.	ââ 1 —
Hydrate de chloral. . . .	

Biett recommande cette autre :

Axonge benzoïnée.	20 grammes
Iodure de soufre.	1 —

Je leur préfère de beaucoup la suivante,
qui est plus active et partant plus efficace :

Vaseline . . . .   20 grammes
Extrait de belladone . . .   5 centigrammes
Chlorhydrate de morphine   15   —
—   de cocaïne .   25   —

S'emploie en onctions trois ou quatre fois
par jour.

Contre le prurit vulvaire, on peut essayer
de faire des lotions avec une solution de
chloral, comme celle-ci par exemple :

Aq. still. . . . . } ââ 75 grammes
Eau de roses . . . . . . }
Hydrate de chloral.   10   —
Laudanum.   5   —

Percy préconise la lotion suivante :

Acide phénique. . .   1 gramme 50 centigr.
Teinture d'opium. .   15   —
Acide cyanhydrique.   7   —   50   —
Glycérine.   15   —
Aq. still 120   —

Dans les cas très douloureux on peut se
servir également de la pommade que je
viens de conseiller contre le prurit anal.

Contre les névralgies, on emploiera les
calmants ordinaires. On se souviendra de la

formule toujours jeune et toujours excellente de Laënnec :

Valérianate de quinine. .	
Lactate de fer.	ââ 5 centigrammes
Iodoforme.	

Pour une pilule à enrober dans du tolu.

Quatre à six par jour.

La teinture de *gelsemium sempervirens* se prescrit à la dose de quinze à vingt gouttes par jour, à prendre en deux ou trois fois, dans un peu de lait ou d'eau sucrée.

Les révulsifs légers auront aussi leur utilité. Je fais faire des frictions généralisées avec de l'alcoolature de romarin ou bien des frictions locales avec :

Baume de Fioravanti . . .	60 grammes
Chloroforme.	10 —

Le mélange suivant est peut-être plus actif ; mais il est malpropre et nécessite l'usage fréquent des bains :

Baume de Fioravanti . .	
Huile de belladone. . . .	ââ 30 grammes
Chloroforme.	10 —
Laudanum.	5 —

Je n'en finirais pas si je voulais énumérer tous les moyens médicamenteux qu'on peut opposer aux divers troubles neurasthéniques. Je m'en suis tenu aux cas les plus communs, les plus fréquents, ceux que le praticien sera appelé le plus souvent à combattre.

V

TRAITEMENT HYPODERMIQUE

On a essayé dans le traitement de la neurasthénie les injections hypodermiques de liquide de Brown-Séquard. J'en ai essayé moi-même et souvent avec un succès presque inespéré. J'employais au début du suc testiculaire de cobaye. Depuis le commencement de 1892, j'ai remplacé le suc testiculaire par du suc de substance grise, comme l'avait conseillé Constantin Paul, dans sa communication à l'Académie de médecine, au mois de février 1892.

Le liquide dont se sert C. Paul est une solution au dixième de substance grise de cerveau de mouton, stérilisée par l'acide carbonique dans l'appareil d'Arsonval. Cette solution est injectée dans le tissu cellulaire sous-cutané des flancs ou des lombes, à la dose de 5 centimètres cubes. Elle est parfaitement tolérée et ne provoque aucune réaction, ni locale ni générale. Ce n'est qu'exceptionnellement qu'il se produit un peu d'engorgement lymphatique, qui disparaît en général en trois ou quatre jours, sept au plus. Le premier effet ressenti par les malades est une sensation de force et de bien-être; l'amyosthénie et l'impotence musculaire diminuent rapidement. Les douleurs vertébrales et l'hyperesthésie spinale disparaissent au bout de quelques injections. L'impotence du cerveau disparaît à son tour. Les malades recouvrent l'appétit, et, s'ils sont préalablement dyspeptiques, leur nutrition s'améliore, ainsi qu'en témoigne l'augmentation rapide de leur poids. Quant à l'impuissance sexuelle, elle s'améliore également.

Il résulte donc de ces considérations que les injections de substance grise cérébrale constituent un véritable tonique névropathique.

VI

TRAITEMENT PSYCHIQUE

L'hypnotisme et la suggestion donnent peu de résultats dans la neurasthénie. Au début j'ai traité nombre de malades par ce procédé dont on faisait une panacée universelle et presque infaillible. Les résultats ont été peu encourageants. J'ai bien réussi à guérir quelques individus de leurs obsessions, à affermir la volonté de quelques abouliques, mais je ne pus rien en général contre les autres symptômes. Les améliorations que j'obtins dans quelques cas particulièrement favorables, ne furent que tout à fait passagères et absolument localisées à un ou deux symptômes au plus. L'état général n'était pas modifié.

De plus, il ne faudrait pas croire que les neurasthéniques soient des gens faciles à hypnotiser. Ce serait une erreur grossière. Il est très difficile d'obtenir chez eux un état d'hypnose, même léger. On en est souvent réduit à faire de la suggestion vigile, à agir par persuasion morale. Aussi je conseille aux praticiens de ne pas essayer d'hypnotiser leurs malades neurasthéniques. Ils risqueraient de leur être plus nuisibles qu'utiles.

TABLE DES MATIÈRES

www.ingramcontent.com/pod-product-compliance
Ingram Content Group UK Ltd.
Pitfield, Milton Keynes, MK11 3LW, UK
UKHW022329070726
13614UKWH00003B/1012